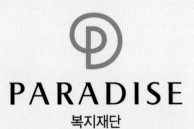

PARADISE
복지재단

재단법인 파라다이스 복지재단은 기업이윤의 사회 환원을 통해 더불어 살아가는 사회를 구현하고 미래를 창조하기 위해 1994년 설립되었습니다.

장애인을 비롯한 소외계층의 어려움을 함께 나누고 보다 풍요로운 미래를 디자인 하겠다는 한결같은 열정으로 교육, 치료, 문화, 예술 등 다양한 영역의 복지사업을 수행하고 있습니다.

9791194410034

KB215611

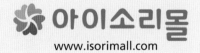

아이소리몰
www.isorimall.com

아이소리몰은 양질의 진단평가도구 및 교재교구 개발 및 보급하기 위해 파라다이스 복지재단의 수익사업으로 2002년 시작되었습니다.

아이소리몰의 판매 수익금은 특수교육, 장애인 인식개선사업, 현장지원사업 등 파라다이스 복지재단의 다양한 사회복지사업에 수익금 전액이 환원되어 장애인 복지증진에 재사용 되고 있습니다.

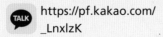 https://pf.kakao.com/
_LnxlzK

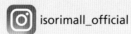 isorimall_official

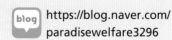 https://blog.naver.com/
paradisewelfare3296

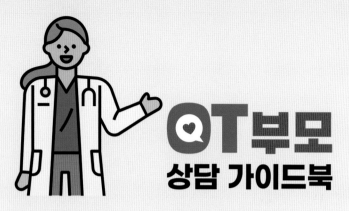

OT부모
상담 가이드북

작업치료사는 신체적, 정신적 그리고 발달과정에서
어려움이 있는 대상자에게 의미있는 치료적 활동인 작업을 통해
일상생활을 수행하고 능동적인 사회참여를 통해 삶의 질을 높이도록
치료 및 교육을 하는 보건의료의 전문분야입니다.

우리는 클라이언트의 의미 있는 활동 참여를 돕는 역할을 하며,
보호자에게도 이를 이해시키고 일상생활에서 잘 적용할 수 있도록
전달하는 것은 매우 중요합니다.

부모상담을 진행하는데 있어 시각적 자료를 함께 제공하며
보호자에게 상담내용을 더 잘 전달할 수 있도록 작업 및 감각통합,
발달과 관련한 정보를 담아 가이드북을 제작하게 되었습니다.

정수정

경동대학교 작업치료학과 학사
단국대학교 특수교육대학원 심리치료

보건복지부 작업치료사
감각발달재활 바우처 제공인력
인지발달지도사/아동심리상담사1급/미술심리치료사3급/
플로어타임프로바이더(DIRFloortime Certificate of
Proficiency)

전) 더자람 동두천센터 작업치료사
전) 함께하는 아동청소년센터 작업치료사
전) 연세상담센터 작업치료사
전) 이솝움직임발달센터 작업치료사
전) 플로어타임클래시스 플로어타임프로바이더
현) 한국디아이알플로어타임치료학회 정무이사
현) 레이크봄봄 아동발달센터 작업치료사

 @ot_jungssam

월

월 Monday	화 Tuesday	수 Wednesday	목 Thursday	금 Friday	토 Saturday	일 Sunday
―	―	―	―	―	―	―
출석　결석	출석　결석	출석　결석	출석　결석	출석　결석	출석　결석	출석　결석
―	―	―	―	―	―	―
출석　결석	출석　결석	출석　결석	출석　결석	출석　결석	출석　결석	출석　결석
―	―	―	―	―	―	―
출석　결석	출석　결석	출석　결석	출석　결석	출석　결석	출석　결석	출석　결석
―	―	―	―	―	―	―
출석　결석	출석　결석	출석　결석	출석　결석	출석　결석	출석　결석	출석　결석
―	―	―	―	―	―	―
출석　결석	출석　결석	출석　결석	출석　결석	출석　결석	출석　결석	출석　결석
―	―	―	―	―	―	―
출석　결석	출석　결석	출석　결석	출석　결석	출석　결석	출석　결석	출석　결석

작업 치료 영역(OTPF-4)

작업치료사는 신체적, 정신적 건강과 삶의 질을 증진하기 위해
클라이언트의 의미있는 활동 참여를 돕습니다.

▶ ADLs 일상생활활동
(예 : 식사, 옷 입기, 위생)

▶ IADLs 수단적 일상생활활동
(예 : 식사준비, 쇼핑, 돈 관리)

▶ Social participation 사회적 참여
(예 : 친구 사귀기, 다른 사람들과 어울리기, 자기 조절)

▶ Play/Leisure 놀이 및 여가활동
(예 : 쉬는 시간 놀이, 방과 후 여가 활동 참여)

▶ Sleep/Test 수면과 휴식
(예 : 수면 위생, 휴식과 재충전을 위한 시간 마련)

▶ Health Management 건강 관리
(예 : 자신의 정신적, 신체적 건강에 대해 배우고 돌보는 것)

▶ Work 일
(예 : 작업 후 청소하기, 시간 관리, 사전 작업기술 학습)

▶ Education 교육
(예 : 수업참석, 필기, 교실 자료 관리)

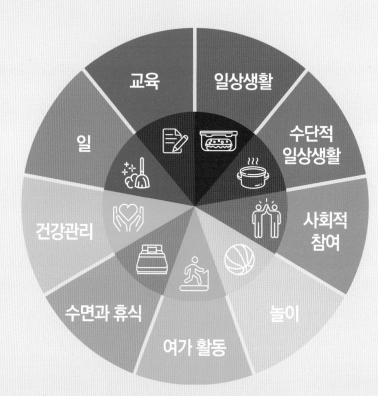

Occupational Therapy
Promoting Participation in Occupation

월

월 Monday	화 Tuesday	수 Wednesday	목 Thursday	금 Friday	토 Saturday	일 Sunday
──	──	──	──	──	──	──
출석　결석	출석　결석	출석　결석	출석　결석	출석　결석	출석　결석	출석　결석
──	──	──	──	──	──	──
출석　결석	출석　결석	출석　결석	출석　결석	출석　결석	출석　결석	출석　결석
──	──	──	──	──	──	──
출석　결석	출석　결석	출석　결석	출석　결석	출석　결석	출석　결석	출석　결석
──	──	──	──	──	──	──
출석　결석	출석　결석	출석　결석	출석　결석	출석　결석	출석　결석	출석　결석
──	──	──	──	──	──	──
출석　결석	출석　결석	출석　결석	출석　결석	출석　결석	출석　결석	출석　결석
──	──	──	──	──	──	──
출석　결석	출석　결석	출석　결석	출석　결석	출석　결석	출석　결석	출석　결석

먹기를 위한 구강-운동기술

구강-운동 기술	신생아기 또는 미성숙한 패턴	전환기 패턴	성숙한 패턴
숟가락 섭식	• 신생아 빨기 패턴 • 입술 움직임 없음	• 숟가락이 오면 입을 벌리고 혀는 입 안에 가지런히 있음 • 신생아 빨기와 성숙한 빨기의 결합 • 윗입술은 숟가락에서 음식물을 가져오는 것을 도움	• 윗입술과 아랫입술이 활성화됨 • 성숙한 빨기 패턴이 우세함 • 혀와 턱의 독립적인 움직임
컵으로 마시기	• 신생아 빨기 패턴 • 최소한의 입술 다물기 • 입 밖으로 많은 액체가 흐름	• 혀는 여전히 입 안에 있음 • 턱의 위아래 움직임 • 턱의 안정성을 위해 컵의 가장자리를 물 수 있음 • 입 밖으로 약간의 액체가 흐름	• 성숙한 빨기 패턴 • 안정적인 턱의 위치 • 입술 다물기 가능 • 액체 흐름이 없음
물기	• 원시적 물기와 놓기 • 기능을 발휘할 만큼 힘이 있지 않음	• 치아와 잇몸 사이로 쿠키를 잡을 수 있음	• 통제가능하고 지속적인 물기 가능 • 나이가 들수록 무는 강도가 증가됨
씹기	• 우적우적 씹기 패턴 (턱과 혀의 위아래 움직임) • 음식물을 입 가운데에서 입 가쪽으로 옮길 수 없음	• 턱의 위아래 및 대각선 움직임 • 혀의 측면 움직임 • 음식물이 입 가운데에서 가쪽으로 다시 가운데로 옮길 수 있음	• 턱의 회전 움직임 • 입의 한쪽에서 다른 쪽으로 음식물을 옮길 수 있음 • 치아 표면에서 음식 덩어리를 유지 하도록 입술과 볼이 활성화됨

월

월 Monday	화 Tuesday	수 Wednesday	목 Thursday	금 Friday	토 Saturday	일 Sunday
___	___	___	___	___	___	___
출석 결석	출석 결석	출석 결석	출석 결석	출석 결석	출석 결석	출석 결석
___	___	___	___	___	___	___
출석 결석	출석 결석	출석 결석	출석 결석	출석 결석	출석 결석	출석 결석
___	___	___	___	___	___	___
출석 결석	출석 결석	출석 결석	출석 결석	출석 결석	출석 결석	출석 결석
___	___	___	___	___	___	___
출석 결석	출석 결석	출석 결석	출석 결석	출석 결석	출석 결석	출석 결석
___	___	___	___	___	___	___
출석 결석	출석 결석	출석 결석	출석 결석	출석 결석	출석 결석	출석 결석
___	___	___	___	___	___	___
출석 결석	출석 결석	출석 결석	출석 결석	출석 결석	출석 결석	출석 결석

먹기(삼킴과정)

정상삼킴

1단계 구강단계

구강준비단계와 옮기는 단계를 포함한다.(음식물 가져오기 씹기)
삼키기 위해 음식덩어리(bolus)를 준비하고 인두로 이동하는 동안의
구강-운동 움직임을 포함한다.(수의적 신경조절)

1) 음식덩어리 준비
2) 음식덩어리 형성
3) 음식덩어리 이동

2단계 인두단계

삼킴의 시작과 상부식도 조임근이 열리고 음식덩어리가 인두에서
식도로 이동하며, 기도 폐쇄가 발생한다.(호흡멈춤)

1) 삼킴의 시작
2) 코인두의 폐쇄
3) 기도의 폐쇄
4) 인두비움

3단계 식도단계

음식덩어리가 상부 식도 조임근을 통해 식도로 이동할 때 시작하여
하부식도 조임근을 통해 위로 이동한다.(불수의적 신경조절)

정상 삼킴 단계

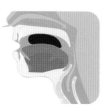

1. 삼킴의 구강 단계 동안 음식덩어리는 입안에 있으며
   기도는 열려있다. 혀의 뒷 부분과 물렁 입천장은
   음식 덩어리가 인두로 빨리 빠져나가는 것을 방지한다.

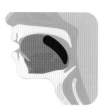

2. 음식덩어리가 혀의 뒷 부분에 도달하면 삼킴이 시작된다.
   물렁 입천장이 올라가고 후인두 벽이 활성화되어 비강을
   닫아 코인두 역류를 방지한다.

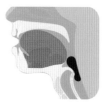

3. 삼킴이 시작되면 후두덮개의 안쪽번짐(inversion, 내번).
   후두 올림(elevation), 후두 전정 폐쇄 및 성대 폐쇄가
   나타난다.

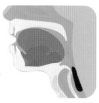

4. 음식덩어리는 혀 기저부의 수축과 인두 조임근의 순차적인
   수축에 의해 형성된 압력에 의해 인두를 통해 이동한다.
   상부식도 조임근이 열리면서 음식덩어리는 식도로 이동한다.

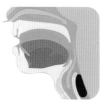

5. 음식덩어리가 식도에 도달하면 상부 식도가 닫혀
   음식덩어리가 인두로 역류하는 것을 방지하고 기도가
   다시 열린다.

얼굴/구강 마사지

▶ 얼굴, 구강 둔감화

▶ 식사 전

▶ 지그시 누르는 압박 감각 사용

▶ 손 → 팔 → 어깨 → 얼굴 → 잇몸 → 혀 순서로 제공

▶ 각 부분을 10회씩 마사지
  1. 얼굴 마사지 : 저작근, 입 주변 근육 마사지
  2. 구강 마사지 : 안쪽 볼(안에서 밖으로 밀듯), 위·아래입술 안쪽(안에서 밖으로 밀듯),

     잇몸 마사지(중간 안쪽-어금니쪽)

     - 전동칫솔(진동), 실리콘 칫솔, 얼음막대, 천, 츄잉장난감 등 도구 사용

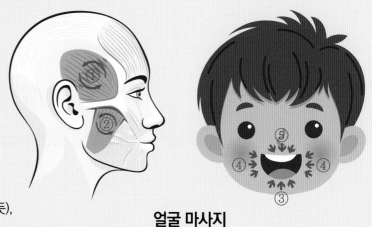

얼굴 마사지

구강 마사지

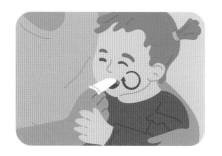

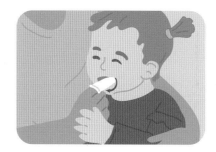

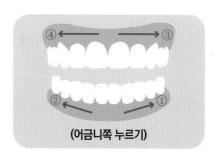

(어금니쪽 누르기)

월

월 Monday	화 Tuesday	수 Wednesday	목 Thursday	금 Friday	토 Saturday	일 Sunday
———	———	———	———	———	———	———
출석 결석	출석 결석	출석 결석	출석 결석	출석 결석	출석 결석	출석 결석
———	———	———	———	———	———	———
출석 결석	출석 결석	출석 결석	출석 결석	출석 결석	출석 결석	출석 결석
———	———	———	———	———	———	———
출석 결석	출석 결석	출석 결석	출석 결석	출석 결석	출석 결석	출석 결석
———	———	———	———	———	———	———
출석 결석	출석 결석	출석 결석	출석 결석	출석 결석	출석 결석	출석 결석
———	———	———	———	———	———	———
출석 결석	출석 결석	출석 결석	출석 결석	출석 결석	출석 결석	출석 결석
———	———	———	———	———	———	———
출석 결석	출석 결석	출석 결석	출석 결석	출석 결석	출석 결석	출석 결석

구강 운동

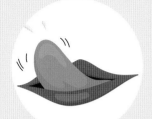

혀 좌우 움직이기

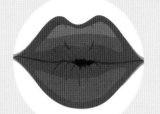

붕어입 만들기

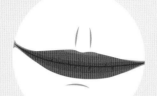

입술 힘주기

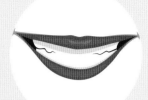

미소짓기

막대 물기

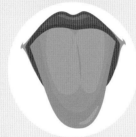

혀 내밀기

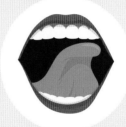

라라라 발음하기

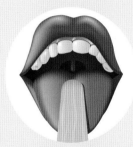

혀 누르기

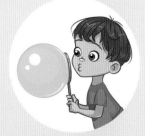

비누방울불기

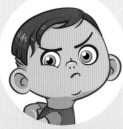

위/아래 입술 올리기

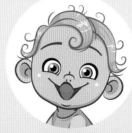

혀를 코에 닿도록 올리기

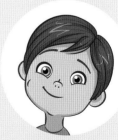

혀로 볼 밀기

월

월 Monday	화 Tuesday	수 Wednesday	목 Thursday	금 Friday	토 Saturday	일 Sunday
___	___	___	___	___	___	___
출석　결석	출석　결석	출석　결석	출석　결석	출석　결석	출석　결석	출석　결석
___	___	___	___	___	___	___
출석　결석	출석　결석	출석　결석	출석　결석	출석　결석	출석　결석	출석　결석
___	___	___	___	___	___	___
출석　결석	출석　결석	출석　결석	출석　결석	출석　결석	출석　결석	출석　결석
___	___	___	___	___	___	___
출석　결석	출석　결석	출석　결석	출석　결석	출석　결석	출석　결석	출석　결석
___	___	___	___	___	___	___
출석　결석	출석　결석	출석　결석	출석　결석	출석　결석	출석　결석	출석　결석
___	___	___	___	___	___	___
출석　결석	출석　결석	출석　결석	출석　결석	출석　결석	출석　결석	출석　결석

편식지도

▶ 원인에 따라 중재 방법 적용

▶ 일관적인 부모 반응과 중재 제공

▶ 충분히 기다리기

▶ 먹는 양 보다는 시도(맛 보기) 하는 것에 의의를 둠,
　최소 3번 문제행동 없이 가능할 때

▶ 편식지도 훈련 단계

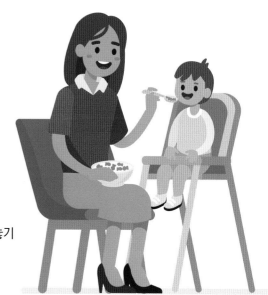

1. **시각적 내성(Cisual tolerance)** : 음식 쳐다보기, 같은 공간에 있기

2. **간접적 상호작용(Indirect interaction)** : 상 차리기 돕기, 다른 사람에게 음식 나눠주기

3. **냄새 맡기(Smelling)** : 음식 냄새를 맡는다, 고개를 숙이거나 음식을 들어 냄새맡기

4. **손으로 만지기(Touching)** : 손가락으로 만져보기, 손가락 끝으로, 손 전체로 만져보기,
　　　　　　　　　　　　　머리위에 놓아보기, 코에 닿기, 입술에 닿기, 이빨에 닿기, 혀 끝에 놓기

5. **혀로 맛보기(Tasting)** : 뽀뽀하기, 혀로 핥기, 00초 동안 물고 있다가 뱉기, 씹다가 뱉기

6. **입으로 먹기(Eating)** : 작은 조각만 씹고 삼키기, 한입 크기 독립적으로 씹어 삼킴

월

월 Monday	화 Tuesday	수 Wednesday	목 Thursday	금 Friday	토 Saturday	일 Sunday
―	―	―	―	―	―	―
출석　결석	출석　결석	출석　결석	출석　결석	출석　결석	출석　결석	출석　결석
―	―	―	―	―	―	―
출석　결석	출석　결석	출석　결석	출석　결석	출석　결석	출석　결석	출석　결석
―	―	―	―	―	―	―
출석　결석	출석　결석	출석　결석	출석　결석	출석　결석	출석　결석	출석　결석
―	―	―	―	―	―	―
출석　결석	출석　결석	출석　결석	출석　결석	출석　결석	출석　결석	출석　결석
―	―	―	―	―	―	―
출석　결석	출석　결석	출석　결석	출석　결석	출석　결석	출석　결석	출석　결석
―	―	―	―	―	―	―
출석　결석	출석　결석	출석　결석	출석　결석	출석　결석	출석　결석	출석　결석

옷 입고 벗기

발달순서

- 벗기 → 입기와 신기
- 하의 → 상의
- 단순한 옷 → 복잡한 옷

옷 입고 벗기 발달단계

- 표 참고

연령	옷 입고 벗기 발달 단계
1세	• 양말 혼자 벗기 • 헐거운 모자 쓰고 벗기 • 옷 입을 때 협조하기(팔 들어올리기)
2세	• 신발 벗기 • 간단한 옷 벗기(바지내려서 벗기, 양말 당겨 벗기) • 머리위에 걸쳐 있으면 겨드랑이 부위를 찾아 팔 넣기
2.5세	• 양말 신으려 함 • 큰 단추 풀기 • 비교적 쉬운 옷 입음(지퍼나 단추 없는 외투 등)
3세	• 고무줄 바지와 같이 간단한 하의를 도움 없이 벗음 • 발꿈치를 맞춰주면 스스로 양말 신음 • 스스로 신발 신음(좌우방향이 헷갈릴 수 있음) • 지퍼 하단부를 끼워주면 지퍼를 열고 닫을 수 있음
3.5세	• 외투의 지퍼를 내리고 지퍼 하단부를 분리함 • 3~4개 버튼을 잠금 • 연습하면 허리띠를 풀 수 있음 • 옷의 앞을 찾고 스스로 입음
4세	• 방향을 잘 맞춰 양말 신음 • 신발 끈을 묶음 • 연습하면 지퍼를 연결하고 올릴 수 있음
5세	• 도움없이 옷 입음(옷 선택은 도움이 필요함)
6~7세	• 날씨에 따른 적절한 옷 선택

배변훈련 방법

1. 훈련 순서

낮 소변 훈련 → 일반화 → 대변훈련 → 야간 배변 훈련

2. 변기 사용

추후 대변 훈련의 혼동을 막기 위해 남아의 경우에도 앉은 자세로
소변 훈련 시작 추천

(예외 : 변기 앉는 것에 거부 없거나 앉아서 소변 보는 것이 어려운 경우)

3. 훈련 전 준비사항

1) 변비 유무
2) 발달연령 18개월 이상
3) 간단한 지시 따르기 가능
4) 젖은 느낌을 알거나 젖은 기저귀를 불편해 함
5) 소변 참기(1~2시간), 규칙적인 대변 루틴
6) 앉기, 서기, 바지 입고 벗기, 손 닦기 등 수행 가능
7) 속옷이나 변기에 관심을 보임

4. 훈련 방법

1) 배변 시간 체크
2) 시각적 자료 몇 변기 제공
3) 속옷만 착용(젖은 느낌 알기)
4) 배변 시간보다 5~15분 짧은 간격으로 화장실 데려가기, 수면 직전/직후,
   식사 15~30분 후
5) 음료 많이 마시기(소변 기회 많이 제공)
6) 작은 성공, 칭찬, 보상하기

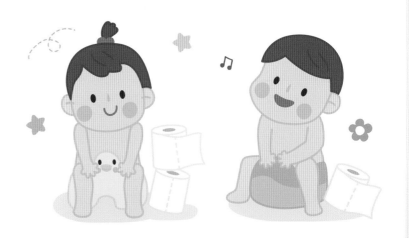

월

월 Monday	화 Tuesday	수 Wednesday	목 Thursday	금 Friday	토 Saturday	일 Sunday
──	──	──	──	──	───	───
출석　결석	출석　결석	출석　결석	출석　결석	출석　결석	출석　결석	출석　결석
──	──	──	──	──	───	───
출석　결석	출석　결석	출석　결석	출석　결석	출석　결석	출석　결석	출석　결석
──	──	──	──	──	───	───
출석　결석	출석　결석	출석　결석	출석　결석	출석　결석	출석　결석	출석　결석
──	──	──	──	──	───	───
출석　결석	출석　결석	출석　결석	출석　결석	출석　결석	출석　결석	출석　결석
──	──	──	──	──	───	───
출석　결석	출석　결석	출석　결석	출석　결석	출석　결석	출석　결석	출석　결석
──	──	──	──	──	───	───
출석　결석	출석　결석	출석　결석	출석　결석	출석　결석	출석　결석	출석　결석

수면

연령	필요한 수면 양	낮잠	특징
신생아 (0~3개월)	14~17시간	하루 종일	• 렘수면과 비렘수면이 비슷
영아기 (4~11개월)	12~15시간	하루 3~4회	• 6개월까지는 수유를 위해 밤에 깸 • 9개월부터는 7~80% 통잠을 잠 • 스스로 잠들지 못해 부모에게 의존
유아기 (1~3세)	11~14시간	하루 1~2회	• 낮잠이 줄어듦 • 수면에 대한 불안으로 분리불안, 혼자에 대한 두려움
미취학아동 (3~5세)	10~13시간	하루 1회	• 상상력이 발달하여 꿈을 꿈(악몽을 꿀 수 있음) • 이 시기까지 몽유병과 수면공포증(야경증)이 나타날 수 있음
학령기아동 (6~13세)	9~11시간	낮잠을 자지 않음	• 야뇨증(7세까지) • 불규칙한 수면일정
청소년 (14~17세)	8~10시간	낮잠을 자지 않음	• 늦게 자고 늦게 일어남 • 불규칙한 수면 일정(특히, 주말과 평일 차이)

수면교육 방법

1) **정해진 시간에 잠자리 들기**
   3세 이전은 6~7시반,
   3~6세는 6~8시에 잠자리 들기

2) **수면 의식**
   재우기전 책읽기 노래들려주기 등 반복된 행동

3) **실외놀이하기**
   낮에 1시간정도 햇볕을 쬐며 놀기

4) **수면 등이 밝지 않은 것으로 선택**
   눈의 망막이 어둠을 감지하면 멜라토닌이
   분비되어 잠을 푹 자게 함

5) **잠들기전 욕조목욕하기**
   따뜻한 물에서 욕조 목욕을 하며 몸이
   이완되는데 도움을 줌

6) **전체 식구들이 함께 잠자리 들기**
   수면이 잘 이루어질 때까지 집안 전체 분위기를
   특정 시간 이후 잠자는 분위기로 바꾸기

월

월 Monday	화 Tuesday	수 Wednesday	목 Thursday	금 Friday	토 Saturday	일 Sunday
▔	▔	▔	▔	▔	▔	▔
출석 결석	출석 결석	출석 결석	출석 결석	출석 결석	출석 결석	출석 결석
▔	▔	▔	▔	▔	▔	▔
출석 결석	출석 결석	출석 결석	출석 결석	출석 결석	출석 결석	출석 결석
▔	▔	▔	▔	▔	▔	▔
출석 결석	출석 결석	출석 결석	출석 결석	출석 결석	출석 결석	출석 결석
▔	▔	▔	▔	▔	▔	▔
출석 결석	출석 결석	출석 결석	출석 결석	출석 결석	출석 결석	출석 결석
▔	▔	▔	▔	▔	▔	▔
출석 결석	출석 결석	출석 결석	출석 결석	출석 결석	출석 결석	출석 결석
▔	▔	▔	▔	▔	▔	▔
출석 결석	출석 결석	출석 결석	출석 결석	출석 결석	출석 결석	출석 결석

감각통합이란

자신의 신체 내부로부터의 감각과 주변 환경으로부터의 감각을 뇌에서 조직화 하는 과정으로
적응반응과 학습된 배움, 사회적인 행동을 위한 기초를 마련함

1. 몸으로 들어오는 것이 무엇인지 알려주는 감각
   ① 청각(소리)
   ② 시각(시력)
   ③ 후각(냄새)
   ④ 촉각(가벼운 접촉, 압력, 통증, 온도, 진동)
   ⑤ 미각(맛)

2. 신체가 공간에서 어디에 위치하고 어떻게 움직이는지 알려주는 감각
   ⑥ 고유수용성감각(신체 위치와 움직임, 강도)
   ⑦ 전정감각(중력, 머리움직임, 균형, 조절)

3. 신체 내부에 대해서 알려주는 감각
   ⑧ 내장감각(호흡, 소화, 자율신경 등)

월

월 Monday	화 Tuesday	수 Wednesday	목 Thursday	금 Friday	토 Saturday	일 Sunday
___	___	___	___	___	___	___
출석　결석	출석　결석	출석　결석	출석　결석	출석　결석	출석　결석	출석　결석
___	___	___	___	___	___	___
출석　결석	출석　결석	출석　결석	출석　결석	출석　결석	출석　결석	출석　결석
___	___	___	___	___	___	___
출석　결석	출석　결석	출석　결석	출석　결석	출석　결석	출석　결석	출석　결석
___	___	___	___	___	___	___
출석　결석	출석　결석	출석　결석	출석　결석	출석　결석	출석　결석	출석　결석
___	___	___	___	___	___	___
출석　결석	출석　결석	출석　결석	출석　결석	출석　결석	출석　결석	출석　결석
___	___	___	___	___	___	___
출석　결석	출석　결석	출석　결석	출석　결석	출석　결석	출석　결석	출석　결석

감각통합 발달

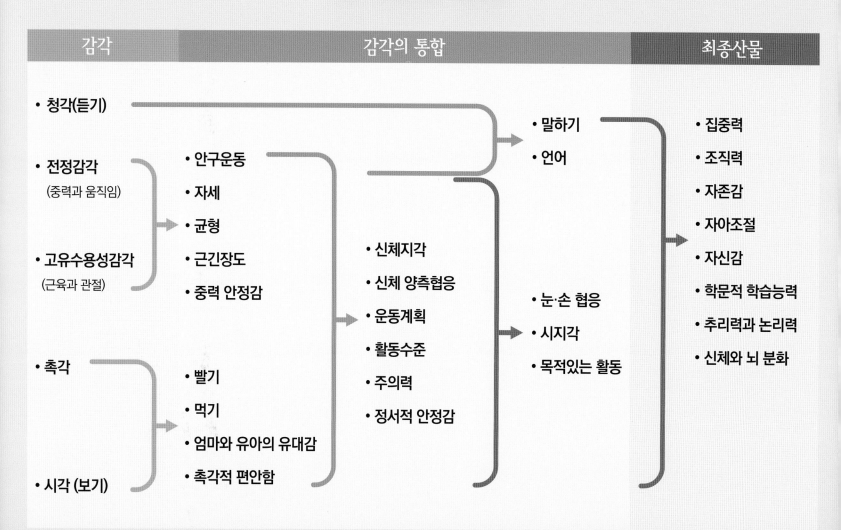

감각	감각의 통합	최종산물

감각
- 청각(듣기)
- 전정감각
  (중력과 움직임)
- 고유수용성감각
  (근육과 관절)
- 촉각
- 시각 (보기)

감각의 통합
- 안구운동
- 자세
- 균형
- 근긴장도
- 중력 안정감
- 빨기
- 먹기
- 엄마와 유아의 유대감
- 촉각적 편안함
- 신체지각
- 신체 양측협응
- 운동계획
- 활동수준
- 주의력
- 정서적 안정감
- 말하기
- 언어
- 눈·손 협응
- 시지각
- 목적있는 활동

최종산물
- 집중력
- 조직력
- 자존감
- 자아조절
- 자신감
- 학문적 학습능력
- 추리력과 논리력
- 신체와 뇌 분화

감각통합 발달

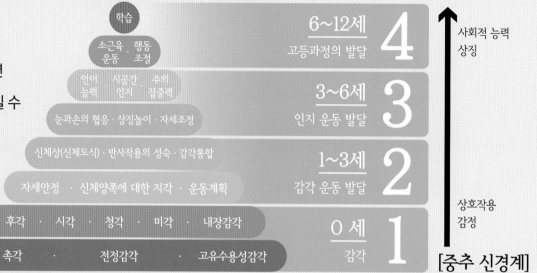

감각통합의 단계

• 1~2단계중 한 단계라도 문제가 생기면 3~4단계로 진행하는 데 어려움이 생길 수 있습니다.

[중추 신경계]

단계	내용
1단계 (촉각발달, 전정감각/고유수용감각 통합)	• 아동의 빨기, 먹기, 엄마와의 유대, 촉각적 편안함 • 안구운동, 자세, 균형, 근긴장도, 중력 안정감 제공
2단계 (촉각, 전정감각, 고유수용감각의 통합)	• 신체지각, 신체 양측협응, 운동계획, 활동 수준, 주의력, 정서적 안정감 제공
3단계 (청각/전정감각기능의 통합) (시각/전정감각/고유수용감각/촉각과의 통합)	• 말하기, 언어이해 • 눈·손협응, 시지각, 목적있는 활동 발달시키며, 숟가락 및 포크 사용하기, 그림그리기 활동을 지원함
4단계 (청각, 시각, 촉각, 전정감각, 고유수용감각의 최종산물)	• 집중력, 조직력, 자존감, 자아조절, 자신감, 학문적 학습능력, 추리력과 논리력, 신체와 뇌의 분화로 세분화된 움직임 제공

월

월 Monday	화 Tuesday	수 Wednesday	목 Thursday	금 Friday	토 Saturday	일 Sunday
─	─	─	─	─	─	─
출석　결석	출석　결석	출석　결석	출석　결석	출석　결석	출석　결석	출석　결석
─	─	─	─	─	─	─
출석　결석	출석　결석	출석　결석	출석　결석	출석　결석	출석　결석	출석　결석
─	─	─	─	─	─	─
출석　결석	출석　결석	출석　결석	출석　결석	출석　결석	출석　결석	출석　결석
─	─	─	─	─	─	─
출석　결석	출석　결석	출석　결석	출석　결석	출석　결석	출석　결석	출석　결석
─	─	─	─	─	─	─
출석　결석	출석　결석	출석　결석	출석　결석	출석　결석	출석　결석	출석　결석
─	─	─	─	─	─	─
출석　결석	출석　결석	출석　결석	출석　결석	출석　결석	출석　결석	출석　결석

Dunn 감각처리유형

감각처리 유형	내용	반응
등록/ 방관자	**수동적 자기 조절, 높은 감각역치** 쉽게 알아차릴 수 있는 감각 신호를 놓칠 수 있음	• 자극이 있어도 잘 알아차리지 못하거나 무시하는 것 처럼 보임 • 느리거나 졸린 것 같기도 하고 따분한 것 같기도 하지만 놀이할 때 강하게 부딪히거나 넘어지는 것을 즐거워함 • 영유아 시절 순한아이라고 여겨짐
추구/ 추구자	**능동적 자기 조절, 높은 감각역치** 감각이 풍부한 환경을 만들어 높은 신경학적 역치에 대응하려 함	• 감각자극 유입을 통해 즐거움을 얻기 때문에 지속적인 자극 추구와 상동행동, 자해행동, 반복행동 등 다양한 추구행동을 보임 • 계속 돌아다니거나 부주의하고 과잉행동을 보이기도함 • 감각추구행동은 소거되고 다른 추구행동으로 바뀌기도 함
민감/ 감지자	**수동적 자기 조절, 낮은 감각역치** 감각 자극게 쉽게 반응하고 다른 사람들이 알아차리지 못하는 것을 알아차릴 수 있음	• 적은 자극에 주의를 기울여 과잉 행동 또는 산만한 반응을 보임 • "소리가 너무 커요", "옷이 까칠까칠해요", "아파요" 등 왜곡된 감각반응을 보임
회피/ 회피자	**능동적 자기 조절, 낮은 감각역치** 감각을 철회하거나 차단하고 일상과 환경을 구조화함	• 적극적인 회피전략 사용하며 감각추구로 오해받을 수 있음 • "싫어요", "안먹을래요 ", "나갈래요" 등 강력히 거부하고 도망가려는 반응

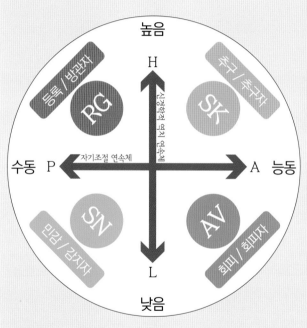

월

월 Monday		화 Tuesday		수 Wednesday		목 Thursday		금 Friday		토 Saturday		일 Sunday	
―		―		―		―		―		―		―	
출석	결석	출석	결석	출석	결석	출석	결석	출석	결석	출석	결석	출석	결석
―		―		―		―		―		―		―	
출석	결석	출석	결석	출석	결석	출석	결석	출석	결석	출석	결석	출석	결석
―		―		―		―		―		―		―	
출석	결석	출석	결석	출석	결석	출석	결석	출석	결석	출석	결석	출석	결석
―		―		―		―		―		―		―	
출석	결석	출석	결석	출석	결석	출석	결석	출석	결석	출석	결석	출석	결석
―		―		―		―		―		―		―	
출석	결석	출석	결석	출석	결석	출석	결석	출석	결석	출석	결석	출석	결석
―		―		―		―		―		―		―	
출석	결석	출석	결석	출석	결석	출석	결석	출석	결석	출석	결석	출석	결석

감각처리장애 범주

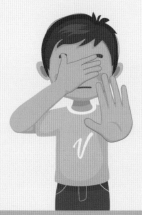

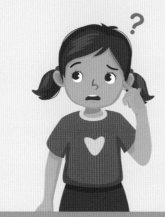

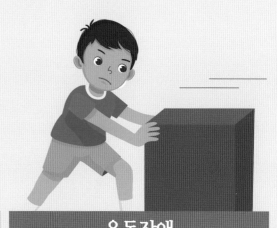

감각조절장애

- 왜곡된 감각 입력으로 저반응 혹은 과잉반응
- 중력불안
- 감각방어

감각구별장애

- 감각자극의 유상성과 차이에 대해 해석하고 알아차리는 것이 어려움

운동장애

- 자세조절장애
- 실행장애
- 낮은 근긴장도와 운동계획 어려움
- 서툰 자세 안정과 균형감각
- 눈·손협응과 같은 근육기술 결함

월

월 Monday	화 Tuesday	수 Wednesday	목 Thursday	금 Friday	토 Saturday	일 Sunday
— 출석　결석	— 출석　결석	— 출석　결석	— 출석　결석	— 출석　결석	— 출석　결석	— 출석　결석
— 출석　결석	— 출석　결석	— 출석　결석	— 출석　결석	— 출석　결석	— 출석　결석	— 출석　결석
— 출석　결석	— 출석　결석	— 출석　결석	— 출석　결석	— 출석　결석	— 출석　결석	— 출석　결석
— 출석　결석	— 출석　결석	— 출석　결석	— 출석　결석	— 출석　결석	— 출석　결석	— 출석　결석
— 출석　결석	— 출석　결석	— 출석　결석	— 출석　결석	— 출석　결석	— 출석　결석	— 출석　결석
— 출석　결석	— 출석　결석	— 출석　결석	— 출석　결석	— 출석　결석	— 출석　결석	— 출석　결석

가정에서의 중재

전정감각 발달 시키기

- 매일 적극적인 움직임 시간을 가지기
- 수동적 움직임보다는 능동적 움직임 격려하기
- 빠르고 방향전환이 많은 활동하기
- 앞뒤/옆으로 천천히 리듬 있게 흔들며 진정효과가 있는 활동하기
- 움직임에 대한 아이의 반응 살피기(흥분/진정)
- 다양한 과제(색칠하기, 게임)를 엎드린 자세로 실시하기
- 균형을 요하는 활동하기(자전거, 스케이트 등)
- 양측 혹은 양손 활동 하기(줄넘기, 수영 등)
- 눈, 머리, 손의 협응이 필요한 활동하기 (목표물 맞추기, 공 주고받기 등)
- 지나치게 아이를 흔들거나 돌리지 않기

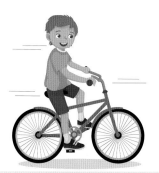

전정불안 대처하기

- 두려워하는 활동을 점진적으로 참여하도록 하기
- 고유수용성감각과 압박감각을 통한 안정감 제공하기
- 회전보다는 부드러운 앞·뒤 움직임을 제공하며, 아동이 편안해하는 방향과 속도로 움직이기
- 아동이 준비될 때까지 두려워하는 움직임은 시도하지 않기
- 놀이참여와 상상을 통해 두려움을 분산시키기
- 자신의 몸을 바로 하는 것을 준비할 수 있도록 하기
- 환경적 조정 통해 움직이거나 오르내릴 때 안정감을 제공
- 두려워하는 활동을 시도하고 참여할 수 있는 시간을 늘리기
- 처음 가보는 곳에서 즐거운 이벤트를 통해 두려움과 맞서고 익숙한 기회를 제공하기

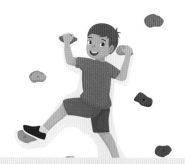

가정에서의 중재

실행(운동계획)능력 발달시키기

- 새로운 활동에 너무 많이 실패하는 것에 주의하며, 상황을 예상할 수 있도록 사전에 설명하기

- 처음 몇 번은 신체적으로 도움을 제공하기

- 촉각, 자세, 움직임 감각을 통해 어떻게 움직여야 하는지 알도록 하기

- 활동을 적게, 쉽게 달성하도록 난이도를 조정하여 성공경험하기

- 놀이터 구조물을 통해 움직임에 대한 이해 획득을 도모하기

- 따라하기와 같은 모방, 흉내내기 활동하기

- 구어적 지시만으로 행동계획 활동하기(가라사대 게임)

- 만들기와 같이 순서화, 계획하는 활동하기

- 타이밍의 어려움을 극복할 수 있도록 예상하는 활동에 아동이 참가하도록 하기

- 장난감이나 놀이기구를 다양한 방법으로 놀기

촉각방어 대처하기

- 아동을 만질 때 손가락 끝 보다는 손 바닥을 이용하기

- 학교나 유치원에서 환경조정을 할 수 있도록 선생님이 이해하도록 돕기 (접촉피하기)

- 안정되고 지속적인 압박으로 진정시키기

- 아동에게 부정적인 반응을 일으키기 전에 민감해하는 상황을 피하도록 노력하기

- 점차적으로 다양한 촉각 경험들을 놀이, 식사, 목욕시간 등에 섞어보며, 참여하도록 강요하지 않기

- 능동적인 참여를 통한 촉각 경험제공

- heavy work을 제공하기

- 아동의 반응을 존중하고 인정하기

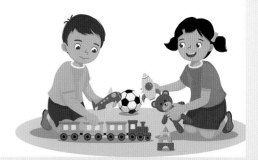

운동발달 단계와 적응 기술

연령	대운동	소운동	적응기술
0~3개월	• 엎드린 자세에서 머리 가누기	• 쥐기 반사(파악반사) • 주먹 쥔 손을 얼굴 가까이 가져오기	• 빨기 • 젖병보면 입 벌리기
3~6개월	• 머리 90도 들어올리기 • 좌·우로 180도 회전하기 • 초기 배밀이 • 빙글 구르기 • 팔로 지지해서 앉은 자세 유지	• 장난감 손으로 치기 • 딸랑이 가지고 놀기 • 손가락 사용해서 긁기 • 매달려 있는 물건어 손 뻗어 잡기	• 젖병잡기 • 퓨레식 먹기
6~9개월	• 도움 없이 뒤집기 • 팔 지지 없이 앉은 자세 유지 • 배밀이 • 네발기기자세 취하기 • 가구 잡고 일어서기	• 장난감 옮겨 잡기 • 엄지쪽 손바닥으로 잡기 • 물체 크기에 따라 손 모양 조절해 잡기 • 팔을 몸 중앙에서 교차해 물건 잡기 • 양손으로 물건 잡기/물건 두드리기 • 컵에서 블록도형 꺼내기	• 손을 젖병에 가져가기 • 배 부르면 음식 거부하기 • 젖병 잡기 • 손가락으로 먹기
9~12개월	• 네발기기로 돌아다니기 • 다리 힘으로 일어서기 • 몇 초 동안 혼자 서기 • 가구 잡고 옆으로 걷기 • 선 자세에서 다시 앉기	• 검지로 가리키기 • 장난감 던지기 • 고리 넣기, 뚜껑열기, 종이 구기기 • 숟가락, 크레용 잡기 시도 • 손끝 쥐기 시작	• 과자 씹기 • 잡아주면 컵으로 마시기 • 옷 입을 때 협조하기 • 손가락으로 먹기 • 모자 벗기

운동발달 단계와 적응 기술

연령	대운동	소운동	적응기술
12~18개월	• 도움 없이 서기 • 익숙하게 혼자 잘 걷기 • 기어서 계단 오르기 • 손 잡지 않고 옆으로 걷기 • 달리기 시작	• 낙서하기 • 간단한 탑 쌓기(블록 3~4개) • 중앙선에서 한 손은 물건잡고 한 손은 조작 하며 양손 사용	• 약간 흘리지만 컵으로 마심 • 양말/신발 벗기 • 흘리지 않고 숟가락질 하기 • 머리 빗기 • 양말, 신발, 모자 같은 것 벗기 • 장난감 가져오기
18~24개월	• 잘 달리기 • 두발로 껑충 뛰기 • 난간 잡고 계단 오르기/계단 기어서 내려가기 • 공차기 시범 보이면 따라함	• 서툰 형태로 수직선 긋기 모방 • 상자 뚜껑 닫기 • 서툰 형태의 원 그리기 모방	• 숟가락/컵 잘 사용 • 지퍼 내리기 • 양말 신기 일부분 수행
24~30개월	• 발을 교대로 계단 오르기 • 두발로 계단 내려오기 • 약간 높은 곳에서 뛰어 내리기 • 시범없이 공 차기	• 문 손잡이 돌려 열기 • 우세손 결정 시작 • 선 긋기	• 빨대 빨기 • 단추 없는 옷 벗기, 바지 벗기 • 대소변 참고 가고 싶다고 표현함 • 도움 받아 바지 올림
30~36개월	• 선 따라 걷기 • 제자리 점프하기 • 균형잡고 한 발 서기 • 앉아서 그네 타기 • 자전거 페달 교대로 밟으며 타기	• (+,□)그리기/선 따라 가위질 하기 • 페이지를 한장씩 넘기기 • 구슬 끼우기 • 점토를 굴리고 두드리고, 쥐기, 잡아당기기 • 단추 끼우 기, 젓가락 사용해 음식집기	• 손 씻기 • 물건 정리하기 • 도움 받아 양치 하기 • 능숙한 화장실 사용 • 혼자 겉옷입기

운동발달 단계와 적응 기술

연령	대운동	소운동	적응기술
3~4세	• 한 발로 뛰기 • 멀리 점프하기 • 서서 그네 타기 • 난간 잡지 않고 교대로 계단 오르기 • 팔로 공 잡기	• (○,□,△)그리기 • (○)자르기 • 사람 3군데 그리기 • 나무블록으로 기차 만들기 • 옷 앞뒤, 안과 밖 구별하기 • 작은 구슬 꿰기	• 스스로 먹기 • 물을 컵에 따라 마시기 • 끈 없는 신발 혼자 신기 • 단추 풀기
4~5세	• 발을 교대로 계단 내려가기 • 보조바퀴가 달린 두발 자전거 타기 • 바닥에 공 튕겨서 잡기	• 3점 잡기로 연필 쥐기 • (◇)그리기 • (□)자르기 • 매듭 한 번 묶기 • 이름 일부 쓰기	• 혼자 화장실 가기 • 대변 후 위생처리 • 얼굴과 손 씻기 • 단추 잠그기 • 능숙한 포크 사용
5세	• 난간 잡고 교대로 계단 내려가기 • 한발서기 8초 이상 • 발뒤꿈치·발가락 패턴(heel to toe) 으로 걷기 • 뒤로 걷기	• 가위질 하기 • 이름 쓰기	• 혼자 옷 입기
6세	• 성숙한 보행 • 줄넘기 • 스케이트 • 평균대 걷기	• 복잡한 모양 자르기 • 짧은 문장 쓰기	• 신발끈 묶기 • 소지품 챙기기

소동작 발달 (연필잡기)

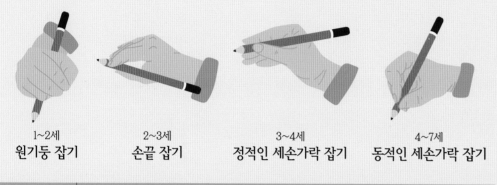

1~2세	2~3세	3~4세	4~7세
원기둥 잡기	손끝 잡기	정적인 세손가락 잡기	동적인 세손가락 잡기

연령		
1~2세	원기둥 잡기 (cylindrical grasp)	주먹으로 쥐며, 손목 굽힘과 팔 전체로 움직임
2~3세	손끝 잡기 (Digital grasp)	손가락으로 잡으며 손목을 바로 폄, 손바닥이 아래를 향하며 아래팔 전체로 움직임
3~4세	정적인 세손가락 잡기 (Static tripod posture)	엄지, 검지, 중지로 어설프게 잡거나 엄지와 네손가락이 마주봄, 연필을 잡지 않는 손으로 계속 고쳐 잡음, 연필을 길게 잡음
4~7세	동적인 세손가락 잡기 (Dynamic tripod posture)	엄지, 검지, 중지 셋 째 마디가 정확히 마주보며 잡음(엄지대립), 약지와 새끼손가락은 안정된 형태로 굽힘, 손목을 약간 젖히고 미세 조작과 연필을 짧게 잡음

기능적인 성숙한 연필잡기 유형 4가지

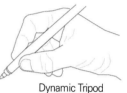

Dynamic Tripod
동적 세손가락 잡기

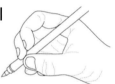

Dynamic Quadrupod
동적 네손가락 잡기

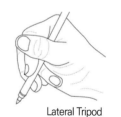

Lateral Tripod
측면 세손가락 잡기

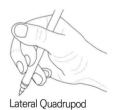

Lateral Quadrupod
측면 네손가락 잡기

소동작 발달 (낙서, 도형그리기, 가위, 오리기 발달)

가위 오리기 발달

- 2세 : 가위 사용해서 자르기

- 3~3.5세 : 선 따라 자르기

- 3.5~4세 : 동그라미 자르기

- 4.5~5세 : 사각형 자르기

- 6~7세 : 복잡한 모양 자르기

* 직선 → 원 → 교차선 → 네모 → 세모 순으로 발달

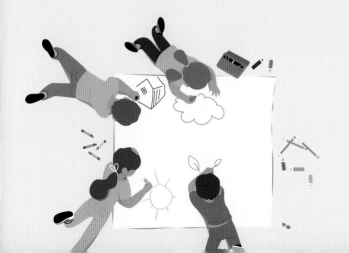

낙서/도형그리기 발달

 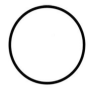

낙서	세로선	가로선	원
	2세 : 모방하기	2.5세 : 모방하기	2.5세 : 모방하기
	3세 : 그리기	3세 : 그리기	3세 : 그리기

교차선(십자)	네모/사선	교차선(엑스)	세모
3.5세 : 모방하기	4.5세 : 모방하기	5세 : 모방하기	5세 : 모방하기
4세 : 그리기	5세 : 그리기	5.5세 : 그리기	5.5세 : 그리기

시지각발달

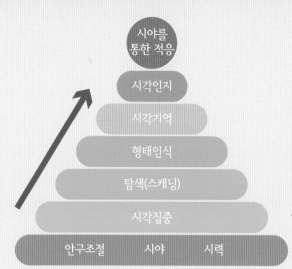

시야를 통한 적응
시각인지
시각기억
형태인식
탐색(스캐닝)
시각집중
안구조절 · 시야 · 시력

* 환경으로부터 적응하기 위해 시각적으로
얻은 정보를 중추신경계에서 통합하며,
하위기술의 결손은 상위 기술의 영향을 미침

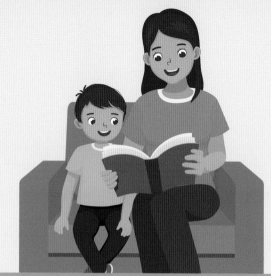

시지각 발달단계		
Primary visual skills (모든 시각 기능의 토대가 되는 기술)	안구조절(oculomotor control)	효과적인 눈 움직임
	시야(visual fields)	시각적으로 보이는 장면 범위
	시력(visual acuity)	시각정보를 정확하게 중추신경계로 보내는 능력
시각집중(visual attention)		시각 자극을 선택하는 능력, 뇌의 시각처리 시간, 수의적인 움직임과 관련
탐색(scanning)		주변 환경을 탐색하며 조직화하고 모든 세부사항을 체계적으로 기록함
형태인식(pattern recognition)		사물에 대한 중요한 요소를 인식하는 것으로 모양, 윤곽, 일반적인 특징, 색, 명암, 질감 등을 인지함
시각기억(visual memory)		시각인지에 필요한 정보를 다시 회상하거나 기억 정보를 저장하는 능력
시각인지(visual cognition)		시각적 정보와 다른 감각정보를 통합하여 문제를 해결하고 계획을 세우고 결정을 내리는 능력
시야를 통한 적응(adaptation through vision)		보는 것에 대한 적응적인 반응으로 중추신경계와 시각정보의 적절한 통합된 반응

사회정서발달

0~3개월 ①
자기-조절의 성장과 세상에 대한 관심을 가진다

4~5개월 ②
관계를 맺는다

6~9개월 ③
상호적이며 의도적인 방식으로 정서를 사용한다

10~14개월 ④a
의사소통하기 위해 일련의 상호적인 정서 신호나 몸짓을 사용한다

15~18개월 ④b
문제를 해결하기 위해 일련의 상호적인 정서 신호나 몸짓을 사용한다

19~24개월 ⑤a
의도나 느낌을 전달하기 위해 상징이나 생각을 사용한다

25~30개월 ⑤b
기본적인 욕구 이상의 것을 표현하기 위해 상징이나 생각을 사용한다

31~42개월 ⑥
정서나 생각 간 논리적인 연결을 창조한다

사회정서발달 6단계

감각발달 재활서비스(바우처정보)

발달재활서비스 (보건복지부)	• 성장기 정신적, 감각적 장애아동의 인지, 의사소통, 적응행동, 감각운동 등의 기능향상과 행동발달을 위한 발달재활서비스 • 만 18세 미만 • 소득기준 : 기준중위소득 180%이하 • 언어, 청능, 미술, 음악, 행동, 놀이, 심리, 감각운동 등 • 신청방법 : 주민등록상 주소지 주민센터, 온라인 복지로(www.bokjiro.go.kr) • 신청 기간 : 연중신청 가능, 매월 27일 18:00까지 한국사회보장정보원으로 대상자 선정 결과가 전송된 경우에 한해 익월 바우처 생성 • 영유아(만6세미만)의 경우 발달재활서비스 의뢰서, 세부영역 검사결과서 및 검사자료 제출
교육청 치료지원서비스 (교육청)	• 지자체별 관내 영아, 유, 초, 중, 고, 특수학교에 재학중인 특수교육 대상자에 한해 카드 발급 (지역마다 상이) • 신청방법 : 교육청 내 특수교육지원센터